RÉFLEXIONS

SUR LES MOYENS EMPLOYÉS JUSQU'A CE JOUR

POUR

LE REDRESSEMENT DES DENTS

SUIVIES

DE LA DESCRIPTION

D'UN PROCÉDÉ NOUVEAU

PAR

M. P. A. GRANDHOMME

CHIRURGIEN-DENTISTE.

PARIS.

FORTIN, MASSON ET Cⁱᵉ,

PLACE DE L'ÉCOLE-DE-MÉDECINE.

1845

RÉFLEXIONS

SUR LES MOYENS EMPLOYÉS JUSQU'A CE JOUR

POUR

LE REDRESSEMENT DES DENTS

SUIVIES

DE LA DESCRIPTION

D'UN PROCÉDÉ NOUVEAU

PAR

M. P. A. GRANDHOMME

CHIRURGIEN-DENTISTE.

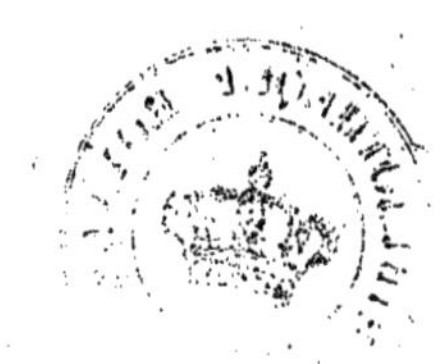

IMPRIMÉ PAR PLON FRÈRES, 36, RUE DE VAUGIRARD.

RÉFLEXIONS

SUR LES MOYENS EMPLOYÉS JUSQU'A CE JOUR

POUR

LE REDRESSEMENT DES DENTS

SUIVIES

de la description

D'UN PROCÉDÉ NOUVEAU.

Les dents, au lieu de s'élever verticalement du bord alvéolaire, s'inclinent quelquefois, suivant des angles variables, en avant, en arrière, ou sur le côté, de manière à présenter les difformités connues sous le nom d'obliquités antérieure, postérieure, latérale, compliquées ou non d'un mouvement de rotation sur leur axe.

Des efforts louables ont été tentés pour remédier à ces déviations et constituer ainsi une véritable orthopédie dentaire; mais les résultats obtenus jusqu'à ce jour n'ont pas réalisé toutes les espérances qu'ils avaient fait concevoir, et les dentistes consciencieux conviennent volontiers de l'insuffisance de leur art à l'endroit des écarts de la dentition.

En introduisant dans la pratique du redressement des dents un procédé nouveau, fondé sur les théories les plus rationnelles et sanctionné d'ailleurs par une expérience de plusieurs années, un procédé tout à la fois plus puissant et plus sûr qu'aucun de ceux employés jusqu'à ce jour, je viens combler une lacune dont l'existence est reconnue et déplorée par tous.

Les réflexions qui vont suivre lèveront tous les doutes, s'il pouvait en rester encore, sur l'insuffisance des moyens connus.

REDRESSEMENT BRUSQUE, INSTANTANÉ.

REDRESSEMENT LENT ET GRADUÉ.

Tels sont les deux chefs sous lesquels peuvent se ranger toutes les opérations qui sont conseillées et journellement pratiquées contre l'obliquité des dents, et dont nous allons faire une revue d'autant plus rapide que notre seul but est, nous ne le cachons pas, de constater leurs imperfections et de conclure à leur rejet.

OPÉRATION DU REDRESSEMENT.

I. — *Redressement instantané.*

Il s'exécute par un procédé unique, *la luxation*, à laquelle je fais presque à regret l'honneur d'une citation, et que je ne me donnerai pas la peine de décrire. Les dangers auxquels elle expose sont d'une évidence qui rend toute critique superflue. Les dentistes les plus aventureux hésitent aujourd'hui à en affronter les hasards.

II. — *Redressement gradué.*

C'est à le produire que tendent, et les divers moyens généralement employés, et celui que j'ai la prétention de leur substituer. Ce dernier s'exécute par deux méthodes différentes, la traction et le refoulement.

§ 1. MÉTHODE DE LA TRACTION.

Elle comprend les ligatures et le bandeau.

A. *Des ligatures.*

Appareil. — Des fils métalliques ou des cordonnets en soie écrue bien cirés, sont fixés par leur anse aux canines, et mieux aux grosses molaires, soit immédiatement, soit par l'intermédiaire de crochets munis d'anneaux, tandis que leurs deux chefs sont ramenés et serrés avec force sur les dents proéminentes.

Quand l'obliquité est antérieure, le lien passe en dedans de l'arcade dentaire et forme la corde de l'arc compris entre ses deux points d'attache.

Quand elle est postérieure, il contourne en dehors la convexité de cette arcade sur laquelle il presse énergiquement.

Les fils sont resserrés ou changés tous les trois ou quatre jours, chaque fois enfin qu'ils ont cessé d'être à l'état de tension. On recommande avec raison de les placer le plus haut possible, mais, quoi qu'on fasse, ils glissent sur la couronne et viennent embrasser le collet des dents en s'interposant entre lui et la gencive.

Mode d'action. — Les ligatures tendent à rapprocher l'une de l'autre les deux dents auxquelles elles sont fixées. Pour que le redressement s'effectue, il faut que celle à laquelle on demande un point d'appui ait été choisie parmi les plus solidement implantées et demeure inébranlable. L'autre cède alors à la traction qui est exercée sur elle par une double puissance : la contraction due aux efforts de l'opérateur; puis la rétraction du fil qui, par un phénomène bien connu, diminue de longueur aussitôt qu'il est imprégné par les liquides buccaux.

Mais comment cède-t-elle?

Elle représente évidemment un levier du second genre, ou inter-résistant. Le point d'appui est à l'extrémité de la racine, au fond de l'alvéole ; l'obstacle à surmonter, représenté par la paroi osseuse contre laquelle s'exercera l'effort, est longé par cette même racine qui constitue le bras de la résistance, tandis que celui de la puissance est formé par toute la partie de la dent située au-dessus d'elle. L'action de ce dernier sera, on le sait, en rapport avec sa longueur ; cette longueur est mesurée par l'espace qui sépare la résistance du point d'insertion de la force destinée à mouvoir le levier, c'est-à-dire, dans l'espèce, par l'intervalle existant entre la base de la racine et la ligature.

Nous avons dit que la ligature glisse toujours jusqu'au collet : d'où il suit que cet intervalle est presque nul et qu'une grande partie de la puissance se trouve perdue à cause de la brièveté du bras par lequelle elle s'exerce.

Le reste, appliquant avec plus ou moins d'énergie la racine contre la surface osseuse qui lui correspond, tend à la faire céder; mais, en raison de la forme conique de la première et de la disposition en plan incliné offerte par la seconde, elle tend de plus à faire glisser la dent hors de son alvéole.

Ajoutons à cela qu'en raison de la forme circulaire de la mâchoire, la direction suivant laquelle agit la ligature étant nécessairement oblique, la dent, à mesure qu'elle est reportée soit en avant, soit en arrière, est plus ou moins déviée latéralement; que l'action du fil, se trouvant épuisée aussitôt qu'elle a produit le moindre rapprochement, reste suspendue jusqu'à ce qu'on exerce de nouvelles tractions, et qu'ainsi elle est saccadée et intermittente.

L'effet de la ligature, envisagée comme puissance destinée à mouvoir un levier inerte, est donc loin d'être satisfaisant. Mais les parties auxquelles elle s'applique sont vivantes, et comme telles s'accommodent mal de son contact prolongé.

La gencive, sous laquelle le fil glisse toujours, souffre de sa présence, et devient turgescente, saignante, douloureuse, enflammée. Le périoste alvéolo-dentaire ne tarde pas à être envahi lui-même, quoique plus tardivement, par l'inflammation, sous la double influence du voisinage de la gencive malade et de l'étranglement circulaire auquel il est soumis.

Nous terminerons en faisant remarquer que la ligature, insuffisante dans un bon nombre de cas, peut être dangereuse dans d'autres; qu'elle s'applique difficilement quand il existe plusieurs dents à redresser à la fois; qu'elle est lente dans son action; qu'elle suppose des points d'appui qui ne sont pas développés avant l'âge de dix à douze ans : circonstance d'une grande importance, comme nous le verrons plus tard; qu'enfin elle peut entraîner des dangers pour les points d'appui eux-mêmes.

Nous la repoussons donc entièrement.

B. Des bandeaux.

Appareil. — Le bandeau consiste en une lame métallique, étroite, fixée par ses extrémités aux dents molaires à l'aide de crochets et de ligatures, et recourbée comme l'arcade dentaire elle-même, dont elle longe l'une ou l'autre face, dans le sens opposé à l'obliquité, passant au-devant du vide laissé par les parties déviées et formant ainsi une sorte de pont jeté entre ses deux points d'appui.

Ce pont est destiné à fixer des ligatures pour le passage desquelles il est percé de trous, et dont on a entouré préalablement les dents qui doivent être redressées.

Les fils sont resserrés ou renouvelés tous les trois ou quatre jours.

Mode d'action. — On voit que le bandeau n'est autre chose que la ligature avec un point d'appui artificiel et situé de manière à permettre une traction directe.

Son mode d'action est donc, sauf cette dernière différence, absoment le même.

Ce n'est pas là pourtant ce qu'ont prétendu les dentistes qui le vantent. D'après eux, le bandeau réagissant sans relâche contre la ligature, à la façon d'un ressort, se comporterait comme un agent incessamment actif et produirait une traction *continue*.

C'est évidemment une erreur.

Quand l'appareil est placé à la partie interne pour remédier à une obliquité antérieure, les fils s'attachant à la convexité, il ne présente aucune des conditions d'un ressort. Dans la position inverse il semble, il est vrai, les offrir; mais, lors même qu'on adopterait le conseil, très-sage à d'autres titres, donné par M. Désirabode, de ne pas faire toucher le bandeau aux dents voisines, l'arc de cercle qu'il présente en regard de la brèche formée par les dents déviées, a ses deux extrémités trop rapprochées encore pour que son centre cède comme un ressort.

Il y a plus, c'est que, s'il cédait, le mouvement produit, se réfléchissant sur les dents contre lesquelles le ressort ne manquerait pas de s'appuyer latéralement, irait se répéter en sens inverse à ses deux extrémités et déplacer les crochets, en les portant en dehors.

Quant au double bandeau de M. Désirabode, il nous paraît entouré d'inconvénients nombreux, et nous le considérons comme un moyen à mettre en réserve pour des cas absolument exceptionnels.

Le bandeau doit donc rester dans la classe des agents passifs. Son action est intermittente comme celle de la ligature, et le problème de la traction continue n'est pas encore résolu par son emploi.

Il a du reste, quoique à un moindre degré, tous les inconvénients de la ligature simple : l'inflammation des gencives et du périoste alvéolo-dentaire ; la suppuration ; l'ébranlement des dents, qui deviennent proéminentes ; les douleurs ; l'odeur fétide de l'haleine en suivent également l'usage quand il est prolongé pendant un certain temps.

Il lui est cependant préférable, en ce que son action est plus directe, plus puissante, et s'exerce avec un peu moins de fatigue pour les dents qui servent à fixer l'appareil. Il s'en faut toutefois que celles-ci soient complétement hors de cause; le point d'appui est trop restreint pour n'être pas dangereux.

Un mot encore. Le bandeau mérite le même reproche que toutes les pièces qui se composent de plusieurs métaux ou sont confectionnées avec de l'or à bas titre, qui n'est lui-même qu'un alliage et qu'on est obligé d'employer pour donner au bandeau et à ses attaches la consistance convenable. Il développe dans la bouche, où il joue le rôle d'une pile galvanique, des courants dont les effets déplorables n'ont pas assez fixé l'attention des dentistes, mais ne sont que trop connus des nombreuses personnes chez lesquelles ils font naître des accidents souvent très-graves.

Les actions électro-chimiques en question n'agissent pas seulement sur la sensibilité; elles ont encore pour résultat des décompositions qui s'étendent jusqu'au tissu dentaire lui-même. Je ne fais qu'indiquer ce fait, sur lequel je me propose d'attirer l'attention dans un travail spécial.

Il me serait facile de citer d'autres moyens de traction que la ligature et le bandeau; et, pour qu'on n'en doute pas, je dirai que j'ai confectionné moi-même la plus grande partie des pièces nombreuses offertes, en 1828, à l'Université de Vienne par le professeur Carabelly, et ayant pour objet la démonstration de dix procédés différents pour le redressement des dents.

Ces procédés, au nombre desquels se trouve celui qui consiste dans l'emploi des ressorts en spirale, reposant tous sur le même principe que le bandeau, méritent les mêmes reproches et deviennent inutiles, grâce au système que je leur ai substitué.

§ 2. MÉTHODE DU REFOULEMENT.

A. *Du plan incliné.*

Appareil. — Tout le monde connaît l'appareil inventé par M. Catalan, et auquel il a donné ce nom. Il consiste en une enveloppe métallique embrassant avec l'exactitude la plus parfaite toutes les sinuosités d'un certain nombre de dents destinées à lui servir de points d'appui, et surmontée d'une lame, également métallique, dont la disposition est telle qu'elle forme un plan incliné en sens inverse de l'obliquité à laquelle il s'agit de remédier.

Lorsqu'on veut assujettir cet instrument avec force, on le fixe par des crochets et des ligatures.

Une fois qu'il est en place, le rôle du dentiste se borne à modifier de temps en temps le plan incliné d'après les effets mêmes qu'il a produits.

Mode d'action. — Dans les mouvements de rapprochement des mâchoires, les dents déviées viennent heurter le plan incliné et tendent à glisser sur sa surface, qui est disposée de manière à les ramener dans leur position normale. La force active gît ici dans les muscles élévateurs de la mâchoire inférieure, dont les contractions ont, on le sait, une énergie considérable.

Mais ces contractions sont bien loin d'être continues. D'ailleurs, après quelque temps de l'emploi du plan incliné, il arrive souvent que les dents déplacées par lui deviennent branlantes, sensibles, et que le sujet, surtout si c'est un enfant, s'abstient instinctivement de les mettre dans un contact douloureux. Alors la bouche reste habituellement béante et l'appareil n'agit pas. L'opération en est retardée d'autant, et peut ainsi se prolonger pendant plusieurs années.

Or, ce n'est pas sans inconvénients que des corps étrangers restent dans un contact prolongé avec des parties vivantes. Nous l'avons vu à l'occasion des ligatures.

Le ramollissement, qui était la suite de l'incarcération avec privation du contact de l'air, à laquelle l'appareil primitif condamnait les dents, ne se produit plus, je le sais, grâce aux modifications ingénieuses dues à M. Delabarre ; mais la carie se développe sous d'autres formes et sous d'autres influences. Ainsi, lenteur extrême dans son action, et cette lenteur peut avoir des conséquences très-graves ; ou bien activité plus grande, mais au prix de vives douleurs ; inflammation, suppuration des gencives, et quelquefois du périoste alvéolo-dentaire ; ébranlement et carie des dents ; tels sont les accidents que peut faire naître le plan incliné, auquel on est en droit de reprocher encore les effets galvaniques attachés à sa composition, et enfin le peu d'étendue du champ de ses applications.

On s'est bien efforcé de dépasser les limites qu'avait posées son inventeur lui-même ; mais ces tentatives, si elles ne sont pas restées à l'état de simples spéculations théoriques, n'ont amené et ne devaient amener aucun résultat pour la pratique.

On trouvera peut-être exagéré le tableau que nous avons tracé des inconvénients attachés à l'emploi des moyens que nous venons de soumettre à notre critique ; mais écoutons le jugement porté sur eux par ceux qui les mettent journellement en pratique. Ce jugement ne pourra paraître suspect.

On lit dans un ouvrage publié récemment par M. Désirabode :

« Tels sont, en définitive, les divers moyens que l'art emploie aujour-
» d'hui pour corriger les principales dispositions vicieuses du système
» dentaire. Ils sont, en général, assez simples pour que leur action
» soit aisée à saisir et facile à modifier suivant les cas imprévus qui
» peuvent se présenter ; mais il ne faut pas se dissimuler non plus
» qu'en passant de la théorie à la pratique, on trouve des difficultés qui
» ne disparaissent que devant une longue habitude. Ces moyens n'ont
» pas d'ailleurs *toujours* un résultat aussi complet qu'on pourrait le
» désirer, et que le prétendent quelques auteurs modernes. Nous
» avons même vu bien des cas, non-seulement dans lesquels le succès
» n'était que momentané, mais encore où les tentatives de redres-
» sement n'avaient été faites qu'*au préjudice de la solidité* des
» dents qui avaient supporté l'action de la puissance, ou de celles
» qui avaient servi de point d'appui.

» Aussi, dans les cas douteux, la prudence et l'intérêt de la profes-
» sion doivent-ils faire un devoir d'être sobre de promesses. Nous
» ferons d'ailleurs observer qu'il est urgent de cesser toutes les ten-
» tatives aussitôt qu'on s'aperçoit d'un commencement de suppura-
» tion, sans quoi on verrait bientôt les dents être chassées de leurs
» alvéoles par le travail inflammatoire de la membrane alvéolo-den-
» taire : le remède serait alors pire que le mal auquel on aurait
» voulu remédier. »

Nous savons parfaitement bien que la ligature, le bandeau, le plan incliné, et une foule d'autres moyens, variétés plus ou moins éloignées de ces types principaux, ont procuré de véritables succès à beaucoup de nos confrères ; mais nous savons aussi quels accidents ils ont souvent fait naître, et nous nous croyons complétement autorisé à les repousser tous, quand nous venons proposer de les remplacer par un moyen à l'aide duquel on peut obtenir des résultats plus heureux encore, sans s'exposer aux mêmes revers.

C'est ce moyen que nous allons exposer.

B. *Procédé nouveau.*

Appareil. — La pièce principale est une sorte d'enveloppe lamellaire en hippopotame, qui s'adapte à la mâchoire, siége de la déviation, l'embrassant dans son entier, s'appliquant à toutes ses sinuosités, pénétrant aussi loin que possible dans ses interstices, de manière à s'étaler sur une très-grande surface, afin de fournir à l'agent du refoulement un point d'appui d'une fixité à toute épreuve.

L'espèce de voûte que forme cet appareil est largement ouverte au-dessus des dents déviées, qu'elle laisse tout à fait à découvert, et qui se trouvent ainsi placées entre les deux lames qui servaient de base à la voûte elle-même. La lame située du côté opposé à celui de l'obliquité forme un arc transversal, une partie avancée, dont l'office est de paralyser l'effort antagoniste de la lèvre ou de la langue, en tenant ces organes à distance pendant toute la durée de l'opération ; l'autre, placée par conséquent dans le sens même de l'obliquité, c'est-à-dire en dedans s'il s'agit de rétroversion, en dehors dans le cas d'antéversion, donne naissance à une sorte d'apophyse percée de trous et creusée d'une rainure transversale sur la face dentaire, qui s'élève parallèlement à chaque dent et présente la même hauteur qu'elle et la même largeur.

D'autres ouvertures sont ménagées avec soin pour laisser toute liberté aux dents qui sont en voie d'évolution.

L'appareil est en outre disposé de telle sorte que, grâce à quelques points d'appui pris diversement suivant l'état particulier de la bouche, il ne puisse glisser sur les parties coniques des dents et aller blesser les gencives.

Quant à l'agent de propulsion que je mets en usage, il n'est autre que le caoutchouc, soumis préalablement à une préparation qui en augmente tout à la fois la force et l'élasticité.

Cette substance, convenablement découpée, me fournit des lanières, que je tends fortement entre mes doigts jusqu'à ce qu'elles soient réduites à une très-faible épaisseur. C'est alors que je les fais glisser à frottement entre la dent à redresser et l'éminence d'hippopotame, en ayant soin toutefois de les placer à la partie correspondante au sommet de la couronne.

L'espace doit être assez étroit pour que le caoutchouc ne pénètre qu'avec peine et se trouve ainsi fortement comprimé. Un fil, placé par les ouvertures indiquées, le fixe solidement dans cette position, d'où il s'échapperait bientôt s'il était abandonné à lui-même.

Mode d'action. — Il est facile à concevoir : le caoutchouc agit d'abord comme le ferait un corps inerte interposé et comprimé entre l'apophyse et la dent, il fait effort pour les écarter, agissant également et sur l'une et sur l'autre. La première étant fixe, la seconde cède naturellement. Aussitôt commence le rôle spécial et vraiment actif du caoutchouc, au moment où cesserait celui d'un corps inerte. Il revient sur lui-même, remplit l'espace à mesure qu'il se forme, et, en raison de son excessive élasticité, repousse sans relâche la dent qui lui fait obstacle, résolvant ainsi le problème d'une action lente et *continue*.

Je n'attends pas que sa puissance rétractile soit épuisée pour remplacer la bandelette par d'autres d'un volume successivement croissant. Le changement s'opère tous les trois ou quatre jours.

Enfin, chaque fois que j'ai obtenu un refoulement de quelques millimètres, je place un nouvel appareil, ou j'adapte une plaque d'hippopotame à la partie saillante de l'ancien, afin de combler l'intervalle qui s'est formé entre elle et la dent, et de présenter toujours au caoutchouc un point d'appui suffisamment rapproché de celle-ci.

D'après ce qui vient d'être dit, on comprend que mon appareil s'adapte indistinctement aux deux mâchoires; qu'il convient pour combattre aussi bien les obliquités antérieures que les postérieures; qu'enfin il s'applique avec un égal avantage au redressement des dents déviées par rotation sur leur axe. Seulement alors l'apophyse, qui conserve la même direction, au lieu de se trouver parallèle à la dent, ainsi que nous l'avons indiqué pour les autres cas, fait avec elle un angle plus ou moins aigu.

La pression ne s'exerce plus sur la totalité de la surface, mais bien sur la partie qui correspond au côté de la dent qui se porte vers l'apophyse. Si l'opération ne marche pas d'une manière satisfaisante, on peut comprendre l'ostéide tordu sur lui-même entre deux apophyses parallèles entre elles et à l'arcade dentaire; puis établir un refoulement en sens inverse de ses bords déplacés, de l'antérieur en arrière, du postérieur en avant, de telle sorte qu'il se trouve soumis à l'action de deux forces appliquées aux extrémités de son diamètre transversal, et qui lui impriment un mouvement de rotation sur son axe en sens opposé à celui qu'il a subi dans sa déviation.

Remarquons encore que cet appareil peut remplir à merveille la double indication qui se rencontre fréquemment de diriger les incisives en dedans, tandis qu'il faut, pour élargir le cercle dentaire, refouler les canines et petites molaires en dehors.

Nous doutons que la pratique puisse offrir un cas dans lequel il ne puisse satisfaire à toutes les indications.

Sa supériorité résulterait de cette seule particularité, si, du reste, elle ne se fondait encore sur sa composition non métallique, l'étendue de ses points d'appui, l'absence de tout danger, soit pour les dents, soit pour les gencives, la continuité et l'énergie de son action, la possibilité de donner à celle-ci toutes les directions désirables, enfin sur d'autres avantages qui vont ressortir des considérations suivantes.

Quoique mon but ne soit pas de traiter ex-professo de l'orthopédie dentaire, mais seulement de faire connaître un appareil nouveau, je veux cependant poser ici les principes qui doivent diriger dans l'opération du redressement ; ce sera fournir un moyen de contrôler cet appareil, en mettant le lecteur à même de constater s'il est conforme ou non à ces principes.

1° Le redressement doit être entrepris le plus tôt possible.

La souplesse du tissu osseux, d'autant plus grande que le sujet est plus jeune, facilite en effet le déplacement des dents et permet au bord alvéolaire de se conformer au nouvel état de choses.

Le déplacement est encore rendu moins laborieux par le défaut de développement de la racine, qui plus tard plongera bien plus profondément dans l'alvéole, et pourra, en se coudant à son point de jonction avec le collet, donner à la dent la forme d'un angle ouvert dans le sens de l'obliquité, ce qui apportera un nouvel obstacle au succès de l'opération.

Il est impossible que tout le monde ne soit pas d'accord sur ce principe.

Si les dentistes s'en éloignent, il faut en accuser l'imperfection de leurs appareils, qui les oblige à reculer l'opération jusqu'à la douzième ou treizième année, époque à laquelle les grosses molaires permanentes leur fournissent le point d'appui sans lequel ils ne peuvent agir.

Mon appareil se passe facilement de ce secours. Il peut s'appliquer sur les dents de lait, et permet ainsi de redresser les dents déviées aussitôt qu'elles sont entièrement sorties.

2° Dans le cas d'obliquité antérieure, la première chose à faire est d'assurer une place dans le cercle alvéolaire aux dents que l'on veut ramener en ligne, lorsque les voisines se sont déviées, comme pour remplir l'espace laissé par elles. Ce qui s'obtient : 1° par l'interposition des bandelettes de caoutchouc, à l'aide desquelles on les refoule successivement dans le vide qu'elles ont formé en arrière; 2° par l'extraction des premières ou deuxièmes petites molaires.

Quant au limage, nous le repoussons absolument, ne concevant pas qu'on y ait encore recours dans ce cas, et que des auteurs récents aient pu le conseiller.

3° Dans la confection des appareils, on ne perdra jamais de vue les changements ultérieurs que doit éprouver la mâchoire. On ménagera scrupuleusement l'espace que doivent occuper les dents qui restent à sortir, et on assurera toute liberté à celles qui sont en voie d'évolution.

4° Il faudra se préoccuper également des deux arcades dentaires, afin que, dans les rapports nouveaux que vont contracter les dents opposées, les bons effets de l'opération soient maintenus et corroborés.

5° Les appareils doivent être construits en hippopotame, de manière à mettre à l'abri du développement de courants galvaniques, et présenter un volume, un poids et une forme qui ne les rendent point à charge et permettent facilement la mastication.

6° Une condition essentielle du succès de leur application, c'est qu'ils emboîtent les parties avec une telle justesse que la plus légère oscillation soit impossible, et que, d'autre part, ils puissent s'enlever avec facilité pour permettre un nettoyage fréquent et l'administration de soins hygiéniques qui assurent le bon état des dents et des gencives.

7° Le point d'appui qu'ils prennent sur l'arcade dentaire doit être aussi étendu et aussi régulièrement réparti que possible, pour éviter les compressions limitées et inégales qui sont pleines de dangers.

8° La force appliquée au redressement doit être lente dans son action et continue.

On oublie trop souvent que les dents sont des organes vivants et entourés de parties très-susceptibles. La violence peut produire nonseulement des désordres dans ces dernières, mais même la mort des premières en détruisant les rapports de continuité qui les font participer à la vie du reste de l'organisme. Une action lente peut seule mettre à l'abri de la déchirure des vaisseaux et des nerfs, et de la fracture de l'alvéole qui cède sans se rompre à une pression bien ménagée, et accompagne la dent dans son déplacement en continuant à l'embrasser de toutes parts.

Une force continue produit les effets les plus puissants, lors même qu'elle est peu intense.

Si l'on doutait de ce fait, on pourrait s'en convaincre en empruntant des exemples à la chirurgie. On voit tous les jours, en effet, des tumeurs d'une consistance molle, agitées de battements peu énergiques mais *continus*, user et perforer les os les plus résistants du corps humain.

9° Cette force, pour ne rien perdre de sa puissance, doit agir à l'extrémité du bras de levier représenté par la dent, c'est-à-dire au sommet de sa couronne.

10° Il faut, autant que possible, qu'en même temps qu'elle fait disparaître l'inclinaison des dents, elle remédie à la rotation qu'elles ont éprouvée sur leur axe.

11° Il est enfin de la plus haute importance que l'agent matériel de cette force soit inoffensif pour le tissu dentaire, le touche par une surface plane, et ne l'étreigne jamais dans un étranglement circulaire.

12° L'action très-puissante de la langue et des lèvres ne doit pas être négligée; il faut qu'elle tourne au profit de l'opération, ou qu'elle soit paralysée, quand elle lui est contraire, par une disposition particulière de l'appareil.

13° Le redressement obtenu, il y aurait imprudence à abandonner les dents à elles-mêmes. Elles doivent être maintenues jusqu'à ce que les parois alvéolaires se soient solidifiées dans la disposition nouvelle qu'elles ont dû prendre pour s'accommoder au déplacement de la racine.

Mon appareil remplit évidemment mieux que tout autre cette indication importante.

Après cet exposé, je crois pouvoir m'abstenir de tout commentaire; le lecteur prononcera. Il ne peut, ce me semble, contester la justesse des principes sus-énoncés, il ne peut méconnaître que l'opération du redressement des dents ne sera tout à la fois rationnelle, efficace et inoffensive qu'autant qu'elle sera fondée sur eux.

Qu'il se reporte à ce que nous venons de dire des procédés anciens et du procédé nouveau que je propose, et la conclusion sera forcée. Il faudra bien qu'il avoue que les premiers s'éloignent tous plus ou moins de ces principes, que le second n'en est, au contraire, qu'une exacte et, nous pouvons le dire, une heureuse application.

Historique de l'invention de mon appareil. — Je ne suis pas arrivé d'emblée à l'emploi de ce moyen. Le bandeau m'a valu à Vienne de beaux succès, grâce à une modification qui fait disparaître une grande partie de ses inconvénients, et qui consiste à fixer au sommet même de la couronne des dents déviées, par un petit appareil particulier, la ligature, dont les chefs, passés ensuite par les trous du bandeau, se réfléchissent sur lui et sont attachés le plus loin possible,

On évite ainsi l'étranglement circulaire du périoste, la lésion des gencives, la sortie de la dent hors de son alvéole, puisque la traction, agissant obliquement de haut en bas, tend au contraire à l'y enfoncer ; la perte de force par suite du raccourcissement du bras de levier.

On augmente, au contraire, l'action du cordonnet en lui laissant plus de longueur, ce qui accroît l'intensité de sa rétraction.

C'était déjà un progrès. L'abandon des métaux dans la confection de l'appareil vint ensuite, quand des expériences répétées m'eurent mis à même de constater les effets fâcheux de leur présence dans la bouche. Mais il restait à trouver un agent autre que les ligatures dont je m'étais servi jusque-là, et dont la pratique ne m'apprenait que trop les inconvénients.

Voici comment j'y fus conduit. En 1833, à Pesth, où je pratiquais alors, je fus consulté par M. Héblé, négociant hongrois, pour son fils, âgé de quatorze ans et porteur d'une obliquité antérieure très-considérable des incisives, de la canine et de la première petite molaire gauche de la mâchoire inférieure.

Il était urgent, avant de songer à appliquer un appareil, de préparer, pour ces six dents, une place suffisante, et qui manquait presque complétement. Une carie très-avancée des deux premières grosses molaires me permit d'en faire le sacrifice, sans autre regret que celui de me priver de points d'appui dont je n'avais pas encore appris à me passer. Puis je m'efforçai de pousser successivement les dents, en commençant par les petites molaires, dans le vide

laissé par l'extraction des grosses, d'abord, à l'aide de petits coins
en bois que j'interposais entre elles et que je laissais à demeure, pour
profiter de leur dilatation sous l'influence des liquides buccaux. Le
bois me procura bien quelques résultats, mais compensés par de
grands inconvénients, et je ne tardai pas à lui substituer le caoutchouc, qui répondit parfaitement à mon attente. Ce procédé de déplacement des dents m'a réussi plusieurs fois; et je ne puis admettre,
avec l'auteur d'une brochure récente, que les personnes qui ont
proclamé des guérisons obtenues par ce moyen se soient fait une
complète illusion.

De l'observation de ce fait à l'invention de l'appareil que j'ai
décrit plus haut, il n'y avait qu'un pas, et je le franchis bientôt.
Ayant réussi en prenant un point d'appui sur les dents elles-mêmes, je songeai naturellement à tenter le redressement avec le caoutchouc, à l'aide d'un point d'appui artificiel.

Il y a donc douze ans que je fais usage du caoutchouc comme
agent de déplacement des dents.

Les Anglais et les Américains l'ont substitué, depuis quelques
années, à la lime, dans l'opération du plombage. Nous ne doutons
pas que les dentistes français ne l'adoptent plus généralement,
quand ils en auront apprécié la supériorité incontestable.

Observations pratiques. — Quelque confiance que j'aie dans
les données théoriques sur lesquelles repose mon procédé, je ne me
permettrais pas d'en proclamer la supériorité, si elle ne m'était dé-
montrée par des faits nombreux tirés de ma pratique et ayant reçu
la sanction du temps.

C'est surtout en Allemagne que j'eus les occasions les plus fré-
quentes de l'appliquer avec un succès toujours complet et quelquefois
d'une rapidité peu ordinaire. Un enfant de la princesse de Wrèdre, à
Munich, en 1837, celui de lady O'Donnel, à Francfort, en 1840, y
furent soumis avec tant d'avantages, que, sur le premier, le redressement des six dents médianes supérieures fut obtenu en moins d'un
mois; et, sur le second, celui d'une incisive fortement déviée, en
huit jours. Quoique je n'aie pas conservé de notes précises, je puis
affirmer que la durée du traitement, dans tous les autres cas, a toujours été moindre qu'elle ne l'eût été par un autre procédé.

L'an dernier (1844), un nouveau succès, peut-être le plus re-
marquable de tous, a été dû à mon appareil, sur la fille de ma-

dame la comtesse de B***, qui vint me consulter à Baden-Baden,
où cette guérison eut beaucoup de retentissement.

Cette observation étant plus propre que toute autre à faire ressortir les avantages de mon appareil et à montrer certaines délica-
tesses, si je puis m'exprimer ainsi, de l'opération du redressement,
me semble mériter d'être succinctement relatée.

Mademoiselle de B*** était âgée de neuf ans. Sa mâchoire supérieure présentait une obliquité antérieure des deux grandes incisives. Les deux latérales ne faisaient que poindre et se montraient
déjà inclinées en avant, en même temps que déviées par rotation ;
les canines et les petites molaires étaient en place ; les grosses molaires ne s'élevaient pas encore au niveau de leurs voisines. Le
cercle alvéolaire paraissait un peu rétréci en avant. A la mâchoire
inférieure, les incisives médianes s'inclinaient en arrière ; les deux
autres, faisant déjà une saillie de trois millimètres, étaient placées,
la droite à deux millimètres en arrière, la gauche en ligne, mais
ayant pivoté sur son axe, de manière à présenter sa face latérale
gauche en avant. Les canines se trouvaient à leur place, ainsi que
les petites molaires, à l'exception de la deuxième de gauche, qui
avait été malheureusement arrachée un an auparavant, ce qui avait
permis un rétrécissement notable de l'arcade dentaire. Les grosses
molaires étaient en saillie sur les petites. Pendant l'état d'occlusion
de la bouche, les incisives d'en haut se montraient éloignées de
deux centimètres et demi de celles d'en bas, qui touchaient la voûte
palatine et y creusaient un sillon ; les autres avaient leurs rapports
ordinaires. La lèvre supérieure était fortement soulevée ; l'inférieure, au contraire, appliquée sur les incisives correspondantes,
venait se loger entre elles et les supérieures, qui la recouvraient
entièrement.

L'indication était complexe ; il fallait : 1° maintenir les mâchoires écartées d'un centimètre, pour faire cesser leur entrecroi-
sement et la lésion du palais, pour faciliter le développement des
grosses molaires, afin qu'elles pussent, après l'opération, remplir
l'office d'appareil, en établissant un point de rencontre qui s'op-
posât à un nouveau chevauchement ; 2° refouler les incisives supérieures en arrière ; 3° repousser les inférieures en avant.

En conséquence, je fis faire, pour chaque arcade dentaire, un
appareil conforme à celui que j'ai décrit, prenant son point d'appui

sur les dents de lait et laissant aux autres toute liberté pour leur accroissement, présentant du reste toutes les particularités que j'ai indiquées.

La mastication s'exerçait sur les revêtements, en hippopotame, des dents de lait, les autres portant à faux dans le rapprochement des mâchoires. Il n'y eut pas la moindre douleur.

Le renouvellement du caoutchouc eut lieu tous les quatre jours. Après cinq pansements, les incisives inférieures étaient complétement redressées. Je fis construire alors un second appareil, dont les montants, s'appliquant immédiatement à la face postérieure de ces dents, sans interposition du caoutchouc, devenu inutile, puisqu'il n'y avait plus de pression à exercer, s'opposaient à la reproduction de la difformité, tandis qu'un arc horizontal, placé antérieurement, continuait à écarter la lèvre inférieure. Cet appareil devait être enlevé tous les jours de pansement, pour donner aux dents les soins hygiéniques les plus minutieux. Mon appareil à refoulement fut adapté de même à la mâchoire supérieure. Pendant le premier mois, j'enlevai les deux canines, ce qui permit aux incisives latérales de se redresser et de se placer plus facilement, tout en ménageant un espace convenable pour les médianes.

Le 6 septembre, c'est-à-dire après deux mois de traitement, l'enfant quitta Baden-Baden, avec sa mère, pour Turin, les dents parfaitement redressées, et ne portant plus qu'un appareil de contention à chaque mâchoire, pour prévenir une récidive toujours à craindre, jusqu'à ce que les os maxillaires l'aient rendue impossible en fixant les dents d'une manière invariable dans leur nouvelle position.

Aucun accident n'est venu traverser cette cure.

Je pourrais citer, à côté de cette observation, celle de la marquise du H***; mais le lecteur n'y verrait qu'un succès nouveau. L'enfant avait sept ans.

Je finirai en faisant remarquer que, si j'ai posé en principe qu'il est plus rationnel et plus facile d'opérer le redressement des dents dès que leur sortie est achevée, cela ne veut pas dire qu'il ne faille pas le tenter plus tard.

Je ne pourrais assigner de bornes à la puissance de mon appareil. Je l'ai appliqué avec un succès complet à mademoiselle Heime, de Strasbourg, pendant son séjour dans le pensionnat de madame Kolb : elle avait alors dix-huit ans ; à mademoiselle Loiseau, de la même ville, aujourd'hui femme d'un agent de change de Paris, et, lors de l'opération, âgée de vingt et un ans ; à la fille d'un pharmacien de Colmar, du même âge que la précédente. Il ne m'a pas été donné d'en faire usage sur des sujets d'un âge plus avancé.

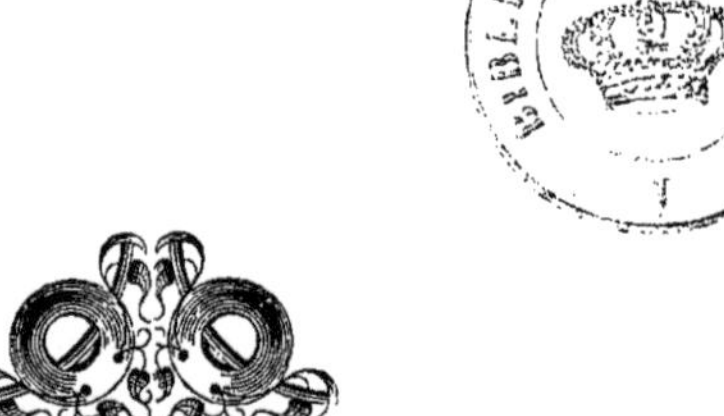

www.ingramcontent.com/pod-product-compliance
Ingram Content Group UK Ltd.
Pitfield, Milton Keynes, MK11 3LW, UK
UKHW022251070726
13613UKWH00005B/2221